AF501782

ESSAI

SUR LA DISTRIBUTION GÉOGRAPHIQUE

DE

LA FIÈVRE INTERMITTENTE

ET DE

LA PHTHISIE PULMONAIRE

au point de vue de leur antagonisme.

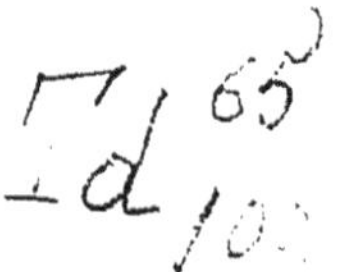

ESSAI

SUR LA DISTRIBUTION GÉOGRAPHIQUE

DE LA

FIÈVRE INTERMITTENTE

ET DE LA PHTHISIE PULMONAIRE

au point de vue de leur antagonisme.

PAR

Georges BOYRON,

DOCTEUR EN MÉDECINE,
ANCIEN EXTERNE DES HOPITAUX,
MÉDAILLE DE BRONZE DE L'ASSISTANCE PUBLIQUE,
EX-MÉDECIN DU 8e CHASSEURS A PIED (ARMÉE DE LA LOIRE).

PARIS
IMPRIMERIE DE VICTOR GOUPY
RUE GARANCIÈRE, 5

1872

ESSAI

SUR LA DISTRIBUTION GÉOGRAPHIQUE

DE

LA FIÈVRE INTERMITTENTE

ET DE

LA PHTHISIE PULMONAIRE

au point de vue de leur antagonisme.

AVANT-PROPOS.

I.

Il y a vingt-cinq ans environ, l'idée ingénieuse d'un antagonisme existant entre la fièvre intermittente et la phthisie pulmonaire, a vivement passionné le monde médical et fait naître, au sein de l'Académie de médecine, des discussions intéressantes à plus d'un titre.

C'est à ce propos que Boudin écrivit *ex professo* un magnifique Traité de géographie médicale. C'est, croyons-nous, le premier et l'unique ouvrage qui chez nous ait abordé cette partie de la science, cultivée avec tant de succès chez nos voisins, les Allemands et les Anglais. Ce coup d'essai fut, en même temps, un coup de maître ; car Boudin a surpassé, par ses appréciations, ses aperçus nouveaux, tout ce qu'avaient écrit ses devanciers.

Pour lui, la géographie médicale comprend l'étude des maladies propres aux différents pays. Il examine les diverses régions, au point de vue de leur conditions climatériques, telluriques, météorologiques, zoologiques, botaniques ; etc, etc., et il établit les relations entre ces conditions variées et la constitution médicale du pays où elles se rencontrent. Il fonde, en un mot, la géographie médicale sur toutes les considérations empruntées aux autres sciences physiques : et, de ces études, il déduit cette connaissance, indispensable à tout médecin instruit, de la distribution géographique des maladies.

« La connaissance de la distribution géographique des maladies et des infirmités de l'homme, intéresse, dit Boudin (1), à la fois, la science, la médecine pratique, l'hygiène publique et l'administration. En même temps qu'elle met en lumière, l'influence des climats, des localités, des nationalités et des races, dans la production des maladies, elle guide le médecin dans le choix des lieux les mieux adaptés au séjour des malades ; elle indique à l'hygiéniste, les localités qu'il faut rechercher ou éviter ; elle fournit une base expérimentale aux lois sur les quarantaines ; elle fait connaître aux gouvernements l'aptitude militaire d'un pays, etc. »

Boudin a raison d'insister longuement sur les avantages que

(1) *Traité de géographie et de statistique médicales*, t. II, p. 226.

la société peut retirer de la connaissance, que les médecins doivent avoir de la géographie médicale. Pour ne citer qu'un exemple, qui fera comprendre immédiatement l'importance qu'a cette question, au point de vue de l'hygiène des armees, nous rapporterons le fait suivant, qui, s'est passé pendant la désastreuse guerre que nous venons de soutenir contre l'Allemagne, et dont nous pouvons garantir l'authenticité.

Après la première évacuation d'Orléans par les troupes françaises, il fut question de réorganiser l'armée de la Loire, à Salbris, au milieu de la Sologne, pays où les fièvres intermittentes se développent avec la plus grande fréquence. Déjà la réorganisation commençait dans ces déplorables conditions et de nombreux fébricitants avaient demandé leur congé, lorsqu'un médecin connaissant depuis longtemps la constitution médicale de la Sologne, envoya à la délégation de Tours, une note où il exposait la situation médicale de l'armée qu'on allait reformer.

Cette note fut lue par M. Gambetta, et quelques jours après, malgré l'avis de plusieurs généraux qui considéraient ces craintes comme chimériques, l'armée quittait les plaines marécageuses de la Sologne et allait se refaire dans les environs de Beaugency et de Blois.

Un fait à noter, c'est qu'à cette époque les Prussiens n'ont pas poursuivi l'armée française, qu'il leur était cependant facile d'anéantir ; tandis que le 4 décembre, lors de notre seconde évacuation, par un froid rigoureux, ils nous ont poursuivis avec vigueur jusqu'à Vierzon. Ne pourrait-on pas admettre que nos ennemis connaissant la funeste influence des marécages de la Sologne aient renoncé à nous poursuivre la première fois, tandis que la seconde, le froid, la gelée empêchant les émanations marécageuses, ils se sont, sans aucune crainte, pour leur santé, engagés dans les plaines glacées de la Sologne.

II.

Nous n'avons pas l'intention de continuer, dans la mesure de nos forces, la tentative de Boudin. Sans entrer dans des détails et des discussions qui dépasseraient de beaucoup et notre compétence et les limites de ce travail ; nous voulons seulement appliquer à une question particulière, les notions générales que fournit la géographie médicale. Nous voulons examiner la question de l'antagonisme entre la phthisie et la fièvre intermittente, à la lumière de ces comparaisons entre les constitutions médicales des diverses contrées.

Avant toute chose, il importe donc de bien définir notre sujet et de préciser ce que nous entendons par « Antagonisme. » C'est qu'en effet ce soin n'est pas indifférent. Bien des interprétations compliquées en ont altéré le sens. Certains médecins de Montpellier ont dénaturé cette notion, en la fondant sur toutes sortes d'entités imaginaires. Pour prendre un exemple, on trouverait, suivant ces auteurs, le type de l'antagonisme dans l'inflammation et l'ataxie : entre l'élément inflammatoire et l'élément ataxique, malin ou adynamique. « Il ne peut, y avoir en effet, dit Quissac de Montpellier, tout à la fois et excès de forces, comme dans l'élément inflammatoire, et défaut, perversion des forces comme dans les éléments ataxique malin et adynamique. Cela est bien évident. » Il faut avouer qu'en fait d'évidence le professeur de Montpellier n'est pas difficile. Pour démontrer l'antagonisme, il se contente de l'affirmer et de s'écrier : cela est bien évident.

D'après Littré et Robin, l'antagonisme, « c'est la condition qui fait que dans un même pays certaines maladies sont exclusives d'autres maladies. »

Suivant Boudin, « c'est le principe en vertu duquel une diathèse, ou un état morbide confère à l'organisme une immunité plus ou moins prononcée contre certaines manifestations pathologiques. »

On voit par là, que le mot est susceptible de deux acceptions inégalement étendues. Pour Boudin, c'est dans l'organisme même du fiévreux, que réside la condition d'incompatibilité. Pour Littré et Robin, cette condition peut exister dans les milieux ; elle résultera de la situation géographique et de l semble des circonstances que l'on a caractérisées d'un mot en les appelant le milieu extérieur.

Ainsi l'antagonisme existe, ou bien dans l'organisation même, ou bien dans le milieu extérieur à cet organisme.

Tout le monde sait que la modification de l'économie par le virus vaccinal préserve, au moins pendant un certain temps, de la variole, qu'une première attaque de plusieurs maladies exclut une seconde attaque de la même maladie.

En fait, l'antagonisme existe donc, et nous devons reconnaître que l'économie se trouve souvent dans divers états d'antagonisme relatif. Mais sans entrer dans la question générale, en nous limitant à l'espèce qui nous occupe, ce que nous voulons combattre c'est l'incompatibilité qu'on a voulu établir entre les fièvres intermittentes et la phthisie pulmonaire. Nous sommes donc obligés d'examiner la question sous ces deux points de vue. Nous contesterons l'antagonisme prétendu entre les circonstances extérieures qui déterminent la fièvre et celles qui produisent la phthisie. Nous nous appuierons sur les données médicales qui résultent de l'examen des différents pays. La première partie de notre travail appartiendra donc à la Géographie médicale.

Dans la seconde partie, nous chercherons si l'antagonisme, qui n'existe pas dans les conditions extérieures, se serait refugié dans l'organisme même, s'il existerait dans les conditions intérieures. La conclusion sera la même, ici et là. Dans les deux cas, nous aboutissons au même résultat. Il y a plus, l'étude géographique que nous ferons, établira, non pas l'incompatibilité; mais, au contraire, la concordance ordinaire entre les conditions physiques des deux maladies, parmi lesquelles nous citerons, dès à présent, l'humidité et les températures extrêmes.

CHAPITRE I.

HISTORIQUE.

Wells (1), frappé de la rareté de la phthisie dans le Lincolnshire, pays marécageux, est le premier, qui ait émis l'opinion que dans les pays où les fièvres intermittentes sont endémiques, la phthisie pulmonaire est très-rare, ou n'existe pas du tout.

Plus tard Schœnlein, professeur de l'école de Vienne, reprit cette idée (2), s'appuyant sur ce fait: qu'une localité marécageuse du Gasterland, située entre les lacs de Wallenstadt et de Zurich, ayant été desséchée, les fièvres intermittentes endémiques disparurent, et qu'une maladie, inconnue dans le pays, se manifesta, la phthisie pulmonaire.

Mais le défenseur le plus acharné de cette théorie est Boudin, qui, pour justifier sa manière de voir, avance que, dans plusieurs parties de la France où la fièvre intermittente est endémique, la phthisie est très rare. Il emprunte aux observations de Haspel en Algérie, de Salvagnoli-Marchetti sur

(1) *Transact of a Soc. for the improvem. of med. chir. Knowledge*, t. III p. 417.

(2) *Klinische Vortræge.*

les Maremnes de Toscane, des faits qui concordent avec sa théorie. Le docteur Drake surtout, dans son grand ouvrage sur les maladies de la vallée de l'Amérique du Nord (1), fournit de sérieux arguments à sa thèse, en insistant beaucoup sur l'augmentation de la fréquence de la phthisie, dans certaines localités autrefois marécageuses, à mesure que les fièvres intermittentes en disparaissaient.

Boudin, en un mot, a soutenu l'incompatibilité entre la phthisie pulmonaire et la fièvre intermittente, avec un grand talent, si bien que maintenant la *théorie de Boudin*, sur l'antagonisme de ces maladies, a une place dans la science. Le grand nombre de faits, la richesse des observations appuyés par sa longue pratique médicale, semblaient, au premier abord, ne point permettre la contradiction.

Mais les faits qu'il a avancés, ont été refutés par des faits opposés. On a prouvé que la fièvre intermittente et la phthisie pulmonaire, loin de s'exclure, marchaient au contraire souvent réunies.

Plusieurs médecins, également recommandables, également instruits, ont embrassé et soutenu les opinions les plus contradictoires à ce sujet. Cette lutte a été d'autant plus vive qu'un immense intérêt social y était attaché. Résolue affirmativement, cette question donnait a l'opinion émise par Boudin, les plus importantes conséquences. Elle créait, à la prophylaxie et à la thérapeutique de la plus cruelle de nos maladies, une ressource bien précieuse. En effet, si l'existence de cet antagonisme était démontrée ; quel puissant moyen de guérison le médecin n'aurait-il pas sous la main ? Il pourrait en faisant

(1) *Principal diseases of the interior valley of north America.* — Daniel Drake.

changer de climat son malade, l'arracher à une mort fatale; et alors la mortalité des grands centres, la mortalité des villes industrielles, la mortalité de Paris auraient pu être diminuées, amoindries, dans de fortes proportions. Quoi de plus faciles en effet, que d'envoyer tous les phthisiques de la capitale reconstituer leurs poumons, ou tout au moins en arrêter la destruction, en les faisant séjourner plus ou moins longtemps en Sologne, à Rochefort, dans toute autre contrée marécageuse, où les fièvres intermittentes sont endémiques? Mais, hélas! cette idée, si belle et si féconde en heureux résultats devait être fausse!

Le silence s'est fait peu à peu autour de cette question, si pleine d'intérêt au premier abord. Il semblerait qu'on ait voulu, avant de porter un jugement définitif sur l'antagonisme, laisser les faits se produire, l'observation médicale tirer ses conclusions. Car tombée comme un coup de foudre en pleine discussion; il fallait pour la résoudre des observations nombreuses.

Nous venons apporter à l'examen de cette question si difficile et encore controversée, notre faible part, et pour combattre l'antagonisme de Boudin, nous allons étudier les pays où se développent ces deux affections, les régions où l'on n'en rencontre qu'une seule, et celles enfin où l'on ne rencontre ni l'une ni l'autre. Nous remercierons, en commençant, tous les médecins étrangers et français de l'obligeance qu'ils ont mise à nous fournir le plus grand nombre des matériaux de ce travail.

Nous regrettons de ne pouvoir traiter à fond la géographie médicale des pays que nous allons parcourir : car cette science si intéressante et si négligée jusque-là, cette science si pleine d'attraits pour le médecin voyageur, qui grandit le champ de l'observation médicale, qui ouvre de vastes horizons au savant et fournit au praticien de nouvelles ressources thérapeutiques, ne peut être étudiée complétement dans cet écrit qui doit être court. En explorant les diverses régions du globe; nous ne nous attacherons, qu'à constater la fréquence plus ou moins grande de la phthisie pulmonaire ou de la fièvre intermittente ; laissant de côté toutes les autres affections qui, pour ce sujet restreint, ne doivent pas figurer ici.

CHAPITRE II.

Presque toutes les contrées du globe sont tributaires de ces deux fléaux redoutables, la phthisie plumonaire, la fièvre intermittente. Les régions glacées, voisines du Pôle, sont les seules, où on ne les ait pas rencontrées : mais ces régions mêmes sont peu accessibles à l'homme ; leur population est raré, clairsemée.

Partout ailleurs on les a rencontrées, tantôt isolées, tantôt réunies. Les cas d'isolement ne prouveront rien pour notre thèse : mais ne prouveront rien contre elle. Nous les citerons uniquement pour montrer combien ils sont rares. Les cas de concomitance seront de beaucoup les plus fréquents, ils formeront l'immense majorité. Et s'il n'était plus scientifique de ne voir là qu'une coïncidence, on se laisserait entraîner, non pas seulement à nier l'antagonisme ; mais à affirmer la connexion et le lien d'union des deux maladies. Si l'on examine en effet, les pays où l'une des affections diminue, on voit l'autre s'abaisser dans la même proportion : c'est ce qui arrive pour les parties montagneuses de l'Allemagne centrale, et les plateaux de l'Amérique méridionale. Si la proportion s'élève pour l'une des deux, l'autre suit la même marche ascendante. Mais loin de voir là un lien mystérieux entre deux affections indépendantes seulement en apparence ; nous croyons, que la coïncidence doit être attribuée à un ensemble de conditions mauvaises qui favorisent toutes les consomptions, toutes les cachexies, à savoir la température et l'humidité du climat.

Nous examinerons d'abord l'Europe, nous nous arrêterons plus longuement dans les pays où les deux affections sont communes. Après avoir démontré par de nombreux témoignages, leur concomitance, nous passerons dans les contrées où l'une ou l'autre de ces maladies domine la pathologie : l'Afrique, l'Asie, l'Amérique, l'Océanie seront successivement visitées, dans le même ordre que l'Europe.

I.

Europe.

L'Europe présente sur une grande superficie, des terrains marécageux où les fièvres sont à l'état endémique, où les ravages causés par la phthisie sont cependant nombreux.

Commençons par les Pays-Bas, une des contrées du globe où la fièvre intermittente est le plus répandue. Les médecins de tous les temps ont remarqué que dans ce pays la phthisie pulmonaire régnait avec plus d'intensité dans les lieux mêmes où la fièvre intermittente est endémique. Et nous pourrions dire encore aujourd'hui avec Tulpius : *pulmonis vomica vix ullibi locorum conspicitur frequentius quam in nostra Batavia.*

Demandons des faits à M. H. Schedel (1). A Anvers, pays où les fièvres intermittentes sont endémiques et revêtent même souvent un caractère épidémique très-grave, la fréquence des maladies tuberculeuses au sein de la population de cette ville,

(1) *Gazette médicale*, 1845.

est, grâce aux documents nombreux du docteur Haesendonck, médecin en chef de l'hôpital civil, parfaitement démontrée.

Il y a plus, dit Schedel « les polders, vaste terrain d'alluvion sur la rive gauche de l'Escaut, incomplétement protégés par des digues contre les inondations du fleuve, les polders où règnent presque constamment les fièvres d'accès, fournissent à l'hôpital d'Anvers un grand nombre de phthisiques et souvent la tuberculisation se développe avec rapidité chez les fébricitants eux-mêmes. »

Selon le docteur Fhyssen (1), l'affection tuberculeuse emporte, à Rotterdam, le quart des individus qui meurent.

L'île de Walcheren, si tristement célèbre par l'abondance et l'intensité de ses émanations paludéennes, est fertile en phthisiques. Le docteur Yong affirme que les tubercules du poumon entraînent le quart des décès dans l'île.

Schœnlein, le prédécesseur de Boudin, pour confirmer ses théories, soutenait que les médecins des Gueldres avaient coutume d'envoyer leurs phthisiques à Amsterdam et que l'air humide de cette ville avait la propriété d'empêcher le développement des tubercules chez les habitants et de guérir les bronchites suspectes des personnes qui venaient s'y établir. Les médecins les plus distingués de cette contrée se sont inscrits en faux contre cette assertion et les docteurs Tilanus, Van Geuns, Arntzenius, Sarphati, Schnecvoogt, Sybrandi et autres considèrent comme complétement illusoire cette immunité invoquée par Schœnlein pour les besoins de sa cause.

Belgique. — Dans l'arrondissement de Courtray (2), la

(1) *De la phthisie dans les Pays-Bas.*

(2) *Mémoire pour servir à la topographie médicale de l'arrondissement de Courtray.* Bruges, 1859.

la phthisie pulmonaire détermine un cinquième de la mortalité; et les fièvres intermittentes, par leur grande fréquence, occupent le premier rang parmi les maladies de l'arrondissement. Toute la Belgique présente à peu près la même géographie médicale. Car si les grands développements que l'agriculture a acquis dans de pays ont considérablement assaini le sol, en convertissant de grands marécages en plaines cultivées; les terrassements exigés par les chemins de fer qui font séjourner l'eau dans les trous où l'on a pris la terre pour l'entretien de la voie, les nombreux canaux nécessaires à l'industrie, et les grands fleuves qui traversent la Belgique sont des causes suffisantes pour produire l'intoxication paludéenne.

France. — Une grande partie de la France est ravagée par les fièvres palustres. Le nombre et l'étendue des marais de cette contrée en expliquent facilement la fréquence.

Les départements marécageux dont les marais peu profonds se dessèchent sous l'influence de la chaleur à certaines époques de l'année, les rives plates de la Loire, donnent naissance à de nombreux cas de fièvres. Les étangs de la Bresse, du Poitou, de la Sologne, de l'Hérault etc., entre autres le marais de Candillargues qui infecte Frontignan et le village de Vic; le marais de la Courche dans l'Aisne; celui des Echils dans l'Ain, celui de Marans dans la Charente-Inférieure, celui de Blaye dans la Gironde, celui de Sarguinet dans les Landes, de Saint-Joachim dans la Loire-Inférieure, de Mariano en Corse, l'étang de Berre dans les Bouches-du-Rhône, sont pour les contrées circonvoisines autant de foyers fébrifères très-actifs. D'autres départements, où les marais sont plus rares, offrent aussi des fièvres intermittentes, mais elles sont comparativement moins graves que celles dues à l'influence de ces grands marais; elles sont produites souvent par les émanations des terres argileuses travaillées et défrichées dans plusieurs de nos départements, mais pas plus que les grâves elles n'excluent la phthisie pulmonaire.

En somme, en France, les départements où la fièvre intermittente exerce le plus de ravages sont les suivants :

Bouches-du-Rhône, Vendée, Charente-Inférieure, Ain, Loire-Inférieure, Gironde, Landes, Gard, Aude, Indre, Cher, Morbihan, Aisne, Manche, Corse, Somme, Deux-Sèvres, Oise, Hérault, Basses-Alpes, Isère, Marne, Loiret, Maine-et-Loire, Calvados, Finistère, Eure.

Ensuite, les départements de l'Allier, de l'Ardèche, des Ardennes, de l'Ariège, de l'Aveyron, des Côtes-du-Nord, de la Creuse, de la Haute-Garonne, du Gers, de la Mayenne, du Puy-de-Dôme, de la Sarthe, du Tarn, de la Haute-Vienne, des Vosges, de l'Yonne peuvent être classés dans ceux où la fièvre intermittente est un peu moins fréquente, où la cachexie palustre se remarque moins. Tous les autres départements ne sont pas exempts de fièvres palustres ; elles y existent, mais sont beaucoup moins grâves ; elles sont dues, suivant certains auteurs, aux émanations telluriques que nous avons signalées.

Or, dans tous les départements de la France, la phthisie est commune, et, plus fréquente dans les grands centres comme Paris, Lyon, Lille, etc. ; elle s'observe dans les départements les plus marécageux, car maintenant il est démontré qu'à Rochefort, qu'à Montluel dans la Dombes, qu'en Sologne, en Morvan, la phthisie est très-fréquente ; et les départements où on la trouve un peu moins souvent sont les départements du midi, les départements sous pyrénéens, ceux où nous n'avons pas signalé la fréquence de la fièvre intermittente.

A Paris, la fièvre intermittente est très-rare et la phthisie très-commune puisqu'elle cause un décès sur cinq. Il faut attribuer cette fréquence de la phthisie, dans la Grande Ville, à l'encombrement, à la mauvaise nourrirure, aux excès de toute nature; pour un grand nombre de parisiens l'hygiène est lettre morte, aussi voit-on beaucoup de phthisiques. Si la fièvre intermittente est rare dans la capitale, ce n'est pas parce que la phthisie est commune ; mais parce que la Seine est fortement encaissée et que l'eau ne séjourne nulle part. Une preuve que la phthisie n'est pour rien dans la rareté de la fièvre c'est que l'on remarque de temps en temps quelques fièvres intermittentes se développant sur les bords fangeux de la Bièvre. Du reste, quand on a creusé le canal Saint-Martin, les quartiers voisins ont éprouvé une épidémie de fièvre palustre, et cependant la phthisie n'avait pas, dans le quartier, diminué de fréquence ni d'intensité. Il en a été de même toutes les fois que l'administration, pour faire exécuter de grands travaux, a dû faire remuer des terrains contenant de détritus organiques.

Dans les environs de Paris, la phthisie sera fréquente partout où la fièvre intermittente pourra se développer ; l'humidité, les marécages, qui développent cette dernière, favorisent aussi la phthisie. D'après Fourcault (1), on voit se multiplier la phthisie dans les vallées dominées par de hautes montagnes qui arrêtent les courants atmosphériques : « J'ai observé, dit-il, cette condition topographique avec M. le docteur Bonneau, à Fontenay-Saint-Père près de Mantes. Dans ce village, la phthisie enleve la dixième partie de la population. Dans le village d'Ezy où les mêmes conditions s'observent, la phthisie entre pour un huitième dans le chiffre de la mortalité, ainsi que je

(1) *Bull. acad. méd.*, 1844.

l'ai constaté avec M. de Lasiauve alors médecin à Ivry-la-Bataille. Cependant à Anet, petite ville située dans la même vallée, cette affection n'entre que pour un cinquantième dans le chiffre de la mortalité; mais elle est placée dans une partie large de la même vallée ; dans des conditions exceptionnelles : traversée par une rivière, qui par sa position l'assainit loin de produire de l'humidité, les vents peuvent renouveler acilement l'air; elle est protégée de leur âcreté par la forêt de Dreux qui s'étend sur les coteaux voisins. » Anet présente très-peu de fièvres intermittentes, tandis que Mantes, Ezy, Fontenay, où la phthisie est commune, sont fécondes en intoxications paludiques. Dans les pays de montagnes nous observerons les mêmes faits; les vallées humides, marécageuses présenteront toujours des fiévreux et des phthisiques; tandis que les habitants des sommets seront sains et indemnes de ces deux maladies. Les montagnes d'Auvergne ont des habitants robustes, tandis que les plaines de la Limagne voient se développer sur leurs terres fertiles, et la phthisie et la fièvre intermittente. Sur tout le plateau central, dont le sol humide, froid et argileux laisse s'exhaler les miasmes paludéens, on remarque selon presque tous les médecins qui exercent dans ces pays, la concomitance de ces deux affections.

L'Allemagne septentrionale, de Liegnitz, Leipzig, Magdeburg, Hannover, Minden jusqu'aux mers du Nord, formée par une vaste plage d'alluvion due aux atterrissements des fleuves, plage lacustre, marécageuse sillonnée par de grands fleuves, voit se développer avec une grande fréquence la fièvre des marais. Les auteurs allemands semblent portés à croire que la phthisie pulmonaire est très-rare sur toute la côte septentrionale de l'Allemagne?

Dans l'Allemagne du sud dont l'altitude générale est entre 500 et 300 mètres, la phthisie est plus rare, et l'on cite même plusieurs endroits où elle est presque inconnue. L'Erzgebirge saxon, le Thüringerwald, le Taunus, le Harz surtout jouissent de cette immunité; car si nous en croyons Brockmann sur 80,000 malades qu'il a visités dans l'Oberharz, il n'a vu que 23 phthisiques sur lesquels 9 y étaient venus déjà atteints :

En Hanovre, la phthisie fournit 14 pour 100 du nombre total des décès ainsi que dans le grand duché de Bade; la fièvre intermittente y est aussi très-rare, on ne la trouve que dans quelques vallées humides sur les rives planes des rivières, comme sur les bas rivages Danubiens de Bavière et de Würtemberg. En Franconie la phthisie descend à 6 pour 100, et dans presque toute la Bavière sur 100 morts elle n'en cause que 4.

A Berlin, elle est très-fréquente, et, dit Carus, sur 130 poumons sectionnés à Leipzig, il n'en a trouvé que 20 exempts de tubercules.

Les agglomérations industrielles de Westphalie et de la Prusse Rhénane en sont fortement atteintes.

En somme, les fièvres intermittentes n'occupent pas en Allemagne, de places aussi étendues que dans les pays circonvoisins, la France, la Hollande, la Hongrie, la phthisie elle-même semble chez nos voisins être moins fréquente que dans ces pays, excepté cependant en Prusse, où on lui a donné le nom de *malum creberrimum*.

Angleterre. — Dans les grandes villes manufacturières de ce pays, la phthisie est la grande moissonneuse et la fièvre intermittente est relativement rare; mais dans les provinces marécageuses de l'Angleterre, dans le Cambridgeshire, le Northamptonshire, etc, la phthisie, comme l'indique Peacock (1) est très-fréquente et coexiste avec la fièvre intermittente qui est endémique. L'agriculture qui a délivré l'Angleterre de la plus grande partie de ses marais, et par conséquent de ses fièvres intermittentes, n'a pas pour cela rendu la phthisie plus fréquente dans les pays desséchés, au contraire, de l'avis de plusieurs médecins, cette maladie, comme la fièvre, est devenue plus rare dans les campagnes bien cultivées.

Autriche. Nous allons parcourir successivement les différents pays qui composent cet État.

Istrie. — La fièvre intermittente et les maladies de la rate, qui en sont les conséquences, sont endémiques et fréquentes dans cette province. La phthisie s'y montre aussi fréquemment (2).

Bukowine. — Pays montagneux, au climat rude, les fièvres intermittentes y sont rares, la phthisie y cause environ le quart des décès.

Galicie. — Les fièvres intermittentes sont fréquentes dans la partie de son territoire compris dans le cercle de Zolkien et jusqu'à la frontière polonaise Russe, très-marécageuse ; la phthisie pulmonaire y est très-commune.

Hongrie. — Les miasmes paludéens altèrent presque tout le pays et les maladies de poitrine sont très-fréquentes.

Bohême. — Les fièvres intermittentes sont très-fréquentes, et prennent souvent un caractère typhique, la phthisie est relativement rare.

(1) *London med. Times and Gaz.*, 1858, Nov. 563.

(2) Bertillon, *Dictionnaire encyclop. des sciences médic.*, t. VII, p. 455.

Silésie. — Selon Virchow (1) la phthisie, et la fièvre intermittente désolent également cette contrée.

Moldo-Valachie. — Dans ce pays, où comme les appellent les habitants, les fièvres *daciques* sont excessivement fréquentes. On remarque, dit Barasch (2), que ces fièvres intermittentes et la phymie se rencontrent souvent, avec une égale fréquence, dans les mêmes lieux.

En Galicie, en basse Autriche, principalement à Vienne, dans la plaine et les vallées profondes de l'Autriche au-dessus de l'Ems, de Styrie, de Karinthie, ces deux maladies font de grands ravages (3). Dans les pays montagneux de ces mêmes contrées elles sont beaucoup plus rares.

Les plaines de la basse Autriche qui s'étendent le long de la rive septentrionale du Danube, de Krems jusqu'en Hongrie et qui abondent en étangs et en marais possèdent ces deux maladies, et, dit Monro (4), le morbus hungaricus sévit dans les contrées basses de la Hongrie, fréquemment submergées, par les eaux de la Dave et du Danube, sans nuire en aucune façon au développement de la phthisie.

Italie. — En Italie, les marais sont nombreux et grands; dans les maremnes de la Toscane, dans les marais Pontins, la cachexie palustre domine toute la pathologie, et cependant dans ces contrées la phthisie est commune. « A Rome, dit Bonnafont (5) qui en raison des marais Pontins qui l'avoisinent,

(1) *Archiv. fur pathologische anatomie*, t. II, p. 170. Berlin, 1848.
(2) *Viener med. Wochenschrist*, 1854, n° 39.
(3) Hirsch. *Historisch geographische Pathologie*, t. II.
(4) *Médecine d'armée*, t. II, p. 369.
(5) *Lettre touchant l'influence du climat d'Alger sur la fréquence de la phthisie.*

peut être pris pour point de comparaison, nous trouvons que les phthisiques succombent dans les mêmes proportions qu'à Paris, ou le chiffre des décès phthisiques, est de 1 sur 3,41 de la mortalité générale ; et à Rome à l'hôpital saint Jean de Latran, il est de 1 sur 3, 44. Si l'on enlève l'heureuse influence que la température chaude exerce sur la marche de cette maladie, on arrive pour le climat de Rome, à une conclusion contraire à Boudin. » Si en Toscane la phthisie est plus rare, la cause en est au petit nombre d'habitants qui peuplent ces tristes maremmes. Naples, Pavie, Florence, Milan, Turin, Venise comme tous les grands centres abondent en phthisique, et les marais de Sienne, de Mantoue, les lagunes de Venise, les lacs de Come, d'Iseo, le lac majeur, de Guarde développent la fièvre intermittente sans préserver de la phthisie.

Grèce. — Les environs d'Athènes, à une certaine distance sont peu sains. La malaria y sévit surtout dans les endroits humides ou croît le laurier rose ; et M. Littré a pu dire avec juste raison que : « La Grèce ancienne et la Grèce moderne sont, à 22 siècles de distance, affligées par les mêmes fièvres, et cela prouve que les conditions climatologiques n'y ont pas essentiellement changé ; car l'homme qui en est un des réactifs les plus sensibles, y donne aujourd'hui comme alors la même réaction. » Seulement M. Littré aurait dû ajouter que la phthisie, rare du temps d'Hyppocrate, y est maintenant beaucoup plus fréquente, et que la civilisation moderne a, quant aux poumons, changé le réactif et la réaction. Le vaste marais de la Djalowa en Morée, est pour ce pays un foyer permanent d'intoxication palustre.

Espagne. — L'Espagne ne possède que quelques marais, les plus importants sont ceux de Cadix, de Malaga et celui qui entoure Gibraltar. Dans ces contrées la fièvre intermittente est commune; les troupes anglaises de Gibraltar lui payent un large tribu, et la phthisie, rare dans toute l'Espagne, se montre cependant assez fréquente parmi les soldats anglais.

Russie. — La Russie est une des contrées les plus marécageuses de l'Europe; au dire des voyageurs qui l'ont parcourue. On rencontre des marais dans presque toutes les provinces de ce vaste empire; et de Saint-Pétersbourg à Moscou, la route est souvent pontée, dit M. Michel Lévy (1) et cotoyée par des plaines marécageuses. Les fièvres intermittentes sont fréquentes, et la phthisie fait de nombreuses victimes dans ce pays.

II.

Asie.

Les conditions climatologiques et hygiéniques de l'Asie sont très-variées. Les trois quarts en effet de cette partie du monde sont situés dans la zone tempérée; le dernier quart s'étend à peu près par portions égales dans la zone torride et dans la zone glaciale.

Dans la Sibérie du Nord, les épidémies miasmatiques font défaut et la tuberculose est rare.

Mais en descendant vers les contrées méridionales, Arabie — Inde — Indo-Chine (2) les affections fébriles miasmatiques de toute nature dominent par leur gravité comme par leur fréquence. On remarque rarement la phthisie chez les indigènes, selon le médecin en chef de l'hôpital de Saïgon, qui nous écrit

(1) *Hygiène*, vol. I, p. 565.
(2) G. Liétard. *Dict. encyclop. sc. méd.*, t. VI, p. 1, 541.

que cette maladie est presque inconnue parmi eux. Dans l'Asie moyenne, c'est-à-dire dans la Chine propre, les îles du Japon, l'Asie mineure, la Syrie, l'Arménie les fièvres intermittentes sont endémiques comme dans l'Europe centrale; la phthisie pulmonaire s'y rencontre plus rarement il est vrai, mais cependant plus fréquemment qu'en Algérie et en Egypte.

Chine. — L'air est sain dans les deux tiers nord de la Chine, et les maladies palustres qui dévorent les populations dans beaucoup de contrées de l'Orient sont rares dans cette partie du céleste empire où la longévité y est commune et la phthisie rare; mais toute la partie de la Chine située dans la zone torride, où les marécages et des chaleurs excessives unies à des pluies très-abondantes entretiennent une atmosphère constamment chargée d'humidité, ces deux maladies sont assez fréquentes. Ainsi (1), Canton, plongé dans une atmosphère fluviale et paludéenne, présente, selon M. Rideau, chirurgien de marine, beaucoup de phthisies pulmonaires parmi la population chinoise, et pour les Européens la phthisie devient rapidement galopante. Pendant les chaleurs, les fièvres revêtent plus généralement la forme intermittente que le type intermittent.

Le fond de toutes les affections de la Chine, dit M. Armand, besoin n'est de le dire, quelque soit le nom qu'on leur donne et la forme qu'elles revêtent, c'est toujours et partout l'élément fébrile, la fièvre. A Péking les fièvres intermittentes se montrent surtout par le froid humide et débilitant de l'arrière saison. La phthisie est aussi excessivement fréquente.

Asie-mineure. — Les fièvres paludéennes de tous les types,

(1) *Lettre de l'expédition de Chine et de Cochinchine*, Paris, 1863.

mais tout particulièrement les fièvres intermittentes, sont le fléau de l'Asie-mineure. C'est dans le mois de septembre, dit M. de Tchihatcheff (1), que la fièvre exerce le plus de ravages, ce qui s'explique par la masse des végétaux alors en décomposition. Il faut noter aussi comme signe remarquable de la profonde viciation de l'air, que l'altitude élevée n'est pas toujours une garantie suffisante, puisque l'influence marécageuse se fait ressentir souvent jusqu'à 2,000 mètres d'altitude.

Perse. — L'air est sec et chaud sur les bords du golfe persique; mais les côtes de la mer Caspienne sont très-humides et très-insalubres, la phthisie et la fièvre y sont communes. A. Téhéran, les chaleurs jointes aux vapeurs des marais dont la ville est entourée et à la mauvaise qualité des eaux, occasionnent des fièvres malignes, putrides, souvent mortelles. Pour éviter ces fléaux les habitants, en été, quittent presque tous la ville (2). Dans les montagnes qui séparent la Perse de l'Asie-mineure, la fièvre intermittente est très-commune, et les habitants, au dire de voyageurs consciencieux, ont une singulière méthode de la guérir. « J'attache, dit un de ces singuliers médecins, les hommes par les pieds et je les frappe vigoureusement à coup de bâton en leur disant en même temps des injures de manière à remplacer le frisson par la colère et la crainte; et je réussis toujours (3). »

Arabie. — Les fièvres palustres sont excessivement communes sur les côtes de l'Arabie, spécialement dans l'Hedjaz à Medine, où leur développement est favorisé par les marais

(1) *Asie-Mineure, description physique, statistique et archéologique*, t. II, Paris, 1853.

(2) *La Perse*, par Louis Dubreux, in *l'Univers*. Paris, 1841.

(3) Page 430, *loc. cit.*

qui environnent la ville. La phthisie, selon M. Palgrave, a pour domaine l'Arabie entière, cependant il constate que, dans le Nedjed, les fièvres sont très-rares et que la phthisie pulmonaire est presque inconnue (1).

III.

Afrique.

En Afrique selon, M. Dutrouleau (2), les endémies qui se disputent la suprématie, sont, la dyssenterie et la fièvre paludéenne.

La fièvre paludéenne, ici comme ailleurs, est liée à une certaine constitution du sol, car on ne l'observe que dans les pays marécageux; elle frappe surtout les étrangers et les races européennes. Raoul (2) affirme qu'au milieu des immenses marais du Sénégal les tubercules sont très-communs et que la phthisie a une large part dans les décès.

Suivant Daniello et Liwingston, la phthisie et la fièvre palustre coexistent sur toute la côte occidentale de l'Afrique. Des pluies abondantes reviennent chaque année grossir toutes les rivières intertropicales; par leurs débordements elles couvrent et fécondent les terres riveraines, et occasionnent ces fièvres graves, quand le soleil revient, par l'évaporation rapide des eaux qui couvrent le sol.

La phthisie pulmonaire est aussi répandue et aussi redou-

(1) Palgrave G. W. *Notes of a journey from Gaza through the interior of Arabia*, etc. *In procedings of th Roy. geographical Society*. Vol. VIII, n° 3, p. 62-82.

(2) *Dict. encyclop. des sciences méd.*, p. 83.

(3) *Mém. acad. méd.*, t. XX, p. 137.

table dans les régions tropicales de ce continent qu'en Europe. Des voyageurs, le major Denham, le docteur Oudney, le capitaine Clapperton, Livingston, etc., prétendent ne l'avoir pas rencontré dans les régions du centre. Quand aux régions septentrionales et australes, il faut, dit Dutrouleau, malgré quelques divergences dans les opinions des auteurs, considérer cette affection comme y étant relativement rare. Nous croyons même devoir rappeler ici, que les climats hygiéniques reconnus aujourd'hui comme les plus efficaces dans les phthisies d'Europe, sont ceux de l'Egypte, de l'Algérie, de Madère, des Canaries, du Cap où la température est aussi fraîche, aussi douce et moins variable qu'en notre beau pays de France.

Algérie. — Les fièvres palustres caractérisent principalement l'endémo-épidémie annuelle de l'Algérie. Elles comptent pour 20,697 sur 42,507 malades, ou pour 48 pour 100 des maladies et 574 décès ou pour 1 mort sur 36 malades, et 28 décès sur 100 décès (1). Moins généralisées que la dyssenterie, elles sont assez limitées dans la sphère d'infection des localités marécageuses.

La phthisie est moins fréquente en Algérie qu'en France ; la moyenne des décès par cette maladie est, pour 100 habitants de 3,62, tandis qu'en France on en compte 6 pour 100 ; mais elle exerce ses ravages partout, aussi bien dans les pays palustres, que dans ceux où la fièvre intermittente est rare. Ainsi, selon Catteloup (2), Tlemcen, dominant une plaine admirablement cultivée, et laissant par ce fait bien peu de place aux surfaces palustres, ne connait point l'endémo-épidémie annuelle des contrées algériennes marécageuses, et ce-

(1) Laveran, *Dict. encyclop. des sciences méd.*, t. II, p. 773.
(2) *Essai d'une topographie médicale du bassin de Tlemcen.* Paris, 1854.

pendant la phthisie y est rare, car Tlemcen, dont le climat est moins doux et moins chaud que celui d'Alger, ne compte qu'un décès de phthisie sur 84 morts.

Dans la prison centrale d'El Harrach, destinée aux indigènes qui vivent au milieu des marais de la Mitidja, nous voyons régner côte à côte, dit Pietra-Santa (1), ces trois terribles maladies, sur 1,153 habitants, il y a eu 789 décès, dont 19 ont été causés par la fièvre paludéenne et des accès pernicieux ; 9 par la fièvre typhoïde ; 57 par la phthisie.

Ces résultats ne nous autorisent-ils pas à déclarer hardiment qu'au pied de l'Atlas et dans le Sahara Algérien, la phthisie coexiste parfaitement avec la fièvre intermittente ?

A Biskara, selon M. Bédié (2), la fièvre intermittente autrefois commune a complétement disparu, depuis que l'on a le soin d'entretenir dans le marais qui entoure la Casbah un niveau toujours constant. La phthisie pulmonaire a toujours été et est encore excessivement rare dans ce pays.

Prunes dit (3) que la phthisie est très-rare dans la haute Egypte, mais qu'elle apparaît au fur et à mesure que l'on s'approche de la mer ; la même extension se trouve pour la fièvre intermittente.

(1) *Annales d'hygiène*, 1860, oct. 289.
(2) *Essai de topographie médicale sur Biskara*. Th. de Paris, 1849.
(3) Hirsch, *Geograph. med. Erlangers*, 66.

IV.

Amérique.

Les deux Amériques sont relevées à l'ouest, près des côtes, dans leur entière longueur, de manière à produire une inclinaison générale de la superficie vers l'Océan Atlantique. Relevées aussi à l'Est par d'autres chaînes de montagnes, moins hautes, moins étendues et plus coupées, elles offrent à l'intérieur des terres, des plaines immenses, baignées par les plus grands fleuves du monde. Les basses terres sont couvertes de forêts vastes et gigantesques, les fièvres paludiques les plus graves les ravagent et la phthisie est aussi commune qu'en Europe. On remarque aussi, dans cette contrée, des plateaux nus d'une immense étendue, qui occupent un quart du continent ; les plateaux du Missouri, du nouveau Mexique, du Vénézuela, et d'immenses plaines sans nom qu'on appelle les Pampas. Tous ces plateaux sont relativement sains.

En raison de l'énorme étendue de ce continent, l'homme rencontre toutes les nuances possibles de climats, il peut donc être soumis aux influences hydrotelluriques les plus variées. On a remarqué que les fièvres palustres étendent leur sphère d'action sur tout le littoral ; mais principalement et d'une façon beaucoup plus marquée, sur le littoral du golfe du Mexique et de l'océan Atlantique, que sur le littoral de l'océan Pacifique : ce qui s'explique facilement, si l'on considère que tous les grand fleuves, le Mississipi, l'Orénoque, l'Amazone, etc., se deversent dans l'Océan Atlantique en formant, à leur embouchure, d'énormes amas alluvionaires, tandis que c'est à peine si les petits cours d'eau, qui se jettent dans le Pacifique, donnent un peu d'humidité au Chili et au Pérou.

Toute la partie méridionale de l'Amérique du Sud, depuis l'embouchure de la Plata au cap Horn, et du cap Horn à Valparaiso est selon M. Guillard (1), une des régions les plus salubres du globe; aussi la phthisie et la fièvre palustre sont-elles presque inconnues dans ces contrées ainsi que sur les plateaux que nous avons déjà nommés.

« En général, dit de Humboldt dans son ouvrage sur la Nouvelle-Espagne, les côtes et les plaines arides de l'Amérique équatoriale doivent être regardées comme saines, malgré l'ardeur excessive du soleil, dont les rayons perpendiculaires sont réfléchis par un sol presque dénué de végétations. Les individus d'un âge mûr, principalement ceux qui approchent de la vieillesse, ont peu à redouter les régions ardentes et sèches à la fois. C'est à tort qu'on attribue à ces régions une grande insalubrité. La mortalité du peuple n'est considérable parmi les enfants et les jeunes gens que là où une température très-élevée est accompagnée d'une excessive humidité. Des fièvres intermittentes règnent le long de toute la côte du golfe du Mexique, depuis la bouche d'Alvarado jusqu'à Tamiagua, Tampico, et aux plaines du Nouveau Santander. La pente occidentale de la Cordillière du Mexique et les côtes de la mer du Sud, depuis Acapulco jusqu'aux portes de Colima et de San Blas sont également malsaines. On peut comparer ce terrain humide, fertile et insalubre, à la partie maritime de la province de Caracas qui s'étend depuis la Nouvelle-Barcelonne à Portocabello. Les fièvres tierces sont le fléau de ces contrées

(1) *Dict. encyclop. des sciences méd.*, p. 629.

que la nature a ornées de la végétation la plus vigoureuse et la plus riche en productions utiles. Ces maladies exercent d'autant plus de ravages que les indigènes laissent les malades dans l'abandon le plus affligeant. »

Or, dans ces pays humides, où, suivant de Humboldt, la fièvre intermittente fait de nombreuses victimes, la phthisie pulmonaire occupe le premier rang; mais non pas cette consomption lente qui répand comme un poétique intérêt sur les illusions de riant avenir dans lesquelles le phthisique d'Europe aime à se bercer. Non. La phthisie de ces contrées est un mal aigu, qui consume rapidement ses victimes et les conduit au tombeau sans leur donner ni trêve ni rayon d'espérance. Dans cette pathologie du Mexique, il faut noter un point important; c'est que les fièvres, si graves dans les pays humides, changent de nature et de caractère en changeant de terrain et d'altitude. Ainsi dans les villes de Campêche et de Mérida, selon le docteur Jourdanet (1), bâties toutes deux sur un sol calcaire, les fièvres intermittentes ne sont pas très-communes comparativement à d'autres lieux. Les fièvres pernicieuses qui règnent épidémiquement tous les automnes dans les faubourgs boisés de Campêche, franchissent rarement les murailles pour venir au centre de la ville. Et c'est là, dit notre savant confrère, un sujet bien curieux d'étude de voir à combien peu de distance de leur point d'émanation les miasmes paludéens agissent. Nés dans la fange, ils aiment l'ombre et l'immobilité sous les grands arbres. Ils meurent au contact de l'air libre et à l'éclat du grand jour.

Nous verrons plus loin ce qu'il faut penser de cette théorie,

(1) *Les altitudes de l'Amérique tropicale*, etc. Paris, 1861.

et si les miasmes paludéens ne peuvent pas donner la fièvre à plusieurs lieues de distance.

Antilles. — Il n'est pas nécessaire d'insister sur le degré de fréquence des fièvres palustres aux Antilles. Tout le monde sait que cès Iles, patrie de la fièvre jaune et des fièvres intermittentes très-graves, sont très-marécageuses; et cependant, au dire d'un grand nombre d'auteurs, la phthisie pulmonaire est plus funeste sous le climat des Antilles que sous celui d'Europe.

Le docteur Levacher (1), qui a pratiqué pendant de longues années dans ces îles, s'exprime ainsi : « Peu de temps après mon arrivée dans les Antilles, je rencontrai un assez grand nombre de phthisies pulmonaires, tant sur les blancs que sur les mulâtres et plus particulièrement sur les nègres... Mais, ajoute-t-il, si d'un côté je voyais la phthisie exercer ses ravages sur les indigènes, je me convainquis, d'autre part que ses progrès se ralentissaient sur les Européens qui venaient habiter parmi nous... Néanmoins malgré ces avantages, il importe de se tenir en garde contre ces guérisons apparentes ; car après l'acclimatement, et lorsque certains individus sont convaincus de leur guérison, il peut arriver que sous une cause quelconque des tubercules indolents s'enflamment tout à coup, suppurent et amènent bientôt une mort que rien ne faisait présager. »

Brésil. — En tête des affections endémiques de cette contrée nous devons placer, dit M. le Roy de Méricourt (2) sinon sous le rapport de la gravité, du moins au point de vue de la généralisation, les *fièvres palustres* et leurs conséquences. Toutes les conditions les plus propres à engendrer la *malaria* se réunissent sur

(1) *Guide méd. des Antilles.* Paris, J. B. Baillière, 1834.

(2) *Dict. encyclop. des sciences méd.*, t. X, p. 568.

une grandeportion de ce territoire, sillonné defleuves puissants et d'innombrables rivières que grossissent des pluies torrentielles, couvert d'une végétation luxuriante que développent un sol vierge et une chaleur tropicale...Ainsi les bords du Rio Doce, du Rio S. Francisco, Rio dos Mortes, du Parana, de l'Amazone, les plaines marécageuses de l'embouchure du Rio Madeira sont réputés fort malsains ; il en est de même de quelques grandes plaines marécageuses de plusieurs provinces de l'intérieur ; enfin des environs des forêts vierges qui entretiennent l'endémie même dans les lieux élevés. »

Comme nous le voyons, la fièvre palustre n'est pas rare au Brésil, la phthisie pulmonaire est tout aussi abondante. En effet, si nous en croyons M. le docteur Wucherer, non-seulement la tuberculisation est fréquente, mais encore, malgré les fièvres intermittentes, sa fréquence s'accroît de jour en jour. En 1798 A. J. de Mideiras répondait à la chambre municipale de Rio qui lui demandait son avis sur les maladies endémiques et épidémiques de cette ville ; « Les tubercules font beaucoup de victimes dans la population de Rio de Janeiro, on peut affirmer que le tiers de la population meurt de tubercules. » Depuis, ce chiffre est augmenté. Le docteur O. Wucherer pense que l'accroissement des ravages de la phthisie tient à des causes sociales fort complexes: à la misère — et particulièrement aux changements profonds apportés dans le régime alimentaire, enfin, dans les mœurs des classes pauvres de l'empire.

Sigaud, médecin de l'empereur du Brésil (1), pense que la phthisie fait autant de ravages chez les Brésiliens qu'en Europe

(1) *Du climat et des maladies du Brésil*. Paris, 1844.

parmi les blancs et parmi les noirs, malgré les immenses foyers palustres que nous avons signalés.

A la Guyane, suivant M. Laure (1), après les fièvres des marais qui semblent être le fond même de la constitution médicale, il n'est pas de maladie plus répandue que la phthisie; et sans doute celle-ci aurait une plus large part dans la mortalité générale chez les adultes, si la cachexie ne prélevait sur l'enfance un large tribut.

A Taïti, île ravagée par la phthisie et la fièvre typhoïde, M. Comeiras et d'autres médecins de la marine nous apprennent que les fièvres palustres sont fréquentes. M. Lacroix y décrit une épidémie de fièvre intermittente (2).

Chili. — La température du Chili est généralement douce et très-modérée; elle a une grande analogie avec celle de la France. Ce pays se trouve placé sous l'influence reconstituante d'un climat très-salubre. La médecine n'y observe aucune maladie endémique particulière; la phthisie et la fièvre intermittente sont rares (3).

Au Pérou on enregistre quelques cas de consomption pulmonaire et la fièvre y règne fréquemment avec les mêmes types qu'en Europe.

Quito a un climat agréable et sain quoique situé sous la même latitude que les funestes côtes de la Guyane française où la chaleur humide entretient l'éternel germe de tant de maladies. L'élévation de cette vallée au-dessus du niveau de la

(1) *Considérations sur les maladies de la Guyane*. Paris, 1859, p. 46.

(2) *Géograp. méd. et pathol. comparée des différentes régions du globe*, etc *Gaz. méd.*, 1857, p. 329.

(3) *Voyage méd. autour du monde*, par Lesson. Paris, 1829.

mer, la position des montagnes qui la protégent contre les vents humides des terres chaudes expliquent cette température heureuse et cette salubrité exceptionnelle.

V.

Nous nous contenterons d'enregistrer la géographie pathologique de la Nouvelle-Calédonie, seulement pour mémoire ; car l'étiologie des maladies de cette contrée nous semble surprenante. Jusque-là nous avons vu tous les pays marécageux produire la fièvre des marais, et avec une régularité constante ; toujours la même cause a produit les mêmes effets.

Eh bien ! la Nouvelle-Calédonie, où les bassins d'eau douce et d'eau saumâtre sont abondants, où la végétation forme un rideau plus ou moins épais au bord des rivières jusqu'à une certaine distance de leur embouchure, serait cependant exempte du fléau des fièvres intermittentes. Aucun caractère palustre et fébrigène, dit M. le roi de Méricourt, ne manque au climat de la Nouvelle-Calédonie et, fait incroyable s'il n'était constaté par une observation multiple et déjà longue, la fièvre intermittente est presque inconnue dans le pays ; les fièvres larvées mêmes y sont excessivement rares ; et cette immunité existe tout aussi bien pour les Européens que pour les Indigènes.

Par contre, la phthisie s'y montre fréquemment ; mais sa cause est facile à trouver, le genre de vie, les mauvaises conditions hygiéniques des indigènes, leurs excès expliquent la fréquence de cette affection.

Cette remarque nous paraît intéressante à plus d'un titre. On ne peut nier qu'ici l'influence marécageuse soit complètement nulle. Que devient donc pour la production de la fièvre intermittente le rôle des miasmes paludéens? Cependant leur influence existe, elle ne peut être niée; des expériences sérieuses, des observations indiscutables ont démontré leur pernicieux voisinage.

D'autre part, tous les médecins, tous les missionnaires de la Nouvelle-Calédonie, s'accordent pour reconnaître qu'il n'ont jamais, chez un indigène, rencontré de fièvre intermittente. A quoi donc attribuer cette innocuité des marais de la Nouvelle-Calédonie? Nous croyons qu'avant de nous prononcer sur ce sujet si grave, il faut attendre de nouveaux faits, et peut-être un jour une connaissance plus complète de ce pays au point de vue climatérique, orographique, au point de vue de la nature des marais et des herbes qui y croissent, pourront nous permettre de mieux juger cette importante question qui, pour le moment du moins, semble infirmer la théorie des effluves miasmatiques dans la production de la fièvre intermittente.

CHAPITRE III.

Passons maintenant aux climats et voyons si, comme l'avance Boudin, « les localités, dans lesquelles la cause productrice des fièvres intermittentes endémiques imprime à l'homme une modification profonde, se distinguent par la rareté relative de la phthisie pulmonaire et de la fièvre typhoïde. »

Les pays, que nous avons parcourus plus haut, et dans lesquels nous avons trouvé réunies et marchant sur la même ligne parallèle et la phthisie et la fièvre intermittente, sont assez nombreux, et à notre avis, leur simple énumération suffit pour détruire l'assertion citée plus haut.

Boudin s'est trompé, comme ses prédécesseurs Wels et Schœnlein, en voulant donner à une observation vraie une expression trop génerale. Nous admettons avec lui la rareté de la phthisie en Algérie ; mais si nous constatons que cette contrée présente peu de phthisiques, nous ne croyons pas que les marécages qu'on y trouve et les fièvres paludéennes qui en sont la conséquence, soient cause de l'immunité que présente ce pays contre la phthisie pulmonaire.

Une preuve, c'est que, si l'on veut réfléchir, on comprend que le peu de fréquence de la phthisie en Algérie, ne tient pas nécessairement à une modification profonde imprimée à l'organisme par les causes productrices des fièvres des marais, puisque ces deux affections sont aussi rares à Alger, à Médéha, à

Tlemcen, à Constantine, localités qui ne présentent pas de fièvres palustres, qu'à Bone et Blidah où ces maladies sont endémiques.

Cette rareté si grande de la phthisie pulmonaire en Algérie; s'explique, non pas par la fréquence des fièvres intermittentes, mais par le climat; aucune cause secondaire ne saurait expliquer cet effet. Et, quoiqu'en dise Boudin (1), nous croyons que l'action tantôt prophylactique, tantôt palliative de certains pays sur la diathèse tuberculeuse, doit presque toujours être attribuée à une influence de latitude géographique, ou si mieux l'on aime de température. Pour détruire cette assertion, Boudin prétendait que, « si la fiévreuse Algérie exclut la phthisie pulmonaire, le delta du Rhin, en Hollande, l'exclut aussi. » Or nous avons montré plus haut, par de nombreux faits, que la phthisie cause le tiers des décès en Hollande ; l'exemple de Boudin est donc mal choisi, et la vérité une fois rétablie, le fait tourne contre sa propre doctrine.

M. Nepple a voulu aussi soutenir l'opinion précédente. Il a avancé que la constitution (2) atmosphérique de la Dombes, pays très-marécageux, devait être favorable aux phthisiques. M. Olivier, qui pendant 15 ans s'est trouvé à la tête de l'administration médicale de Montluel, ville située à l'extrémité de cette contrée, proteste contre cette assertion. M. Olivier a observé durant cet espace de temps un grand nombre de maladies et il formule de la manière suivante les résultats de ses observations :

1° La phthisie pulmonaire me paraît tout aussi fréquente dans la Dombes qu'ailleurs.

(1) *Traité des fièvres intermittentes*, p. 72.
(2) *Journal méd.*, p. 281. 1844.

2° La constitution atmosphérique de ce pays, ne me semble pas réunir les conditions favorables et anti-tuberculeuses que lui ont reconnues quelques auteurs.

3° Par conséquent, la matière paludéenne ne jouit pas non plus des propriétés de prévenir la phthisie, ni même de modifier sa marche, de l'arrêter dans son cours.

On a cherché, à expliquer l'antagonisme admis par Boudin, par les théories les plus bizarres. Les faits, selon les auteürs, ont pris telle ou telle signification. Ce n'est plus l'intoxication paludique qui préserve de la phthisie. Non, c'est le miasme paludéen qui désoxygène l'air, et préserve, par cette désoxygénation les poumons des tubercules.

Je ne pense pas, dit M^r le d^r Jourdanet dans son livre sur les altitudes de l'Amérique tropicale, que personne ait jamais prétendu qu'il n'y a pas absolument de phthisie dans les pays marécageux. Cette absence complète n'est pas nécessaire, pour établir la vérité de l'influence favorable des marais, sur la production et la marche de la tuberculisation pulmonaire. Il suffit de démontrer la diminution de la maladie dans sa fréquence et dans son acuité pour que le doute ne puisse plus être permis.

C'est évident, mais il faut le démontrer : et un peu plus loin, dans ce même livre, l'auteur en nous parlant de Mexico et de Puebla, nous signale la fréquence de la phthisie à Mexico, située dans une vallée profonde, formant un entonnoir, autour, sur les côtés se trouvent de vastes champs souvent inondés et qui donnent à toute sa campagne un aspect marécageux. Tandis qu'à Puebla, toujours d'après le même auteur, la phthisie est relativement plus rare ; et cependant cette ville, bâtie sur un plan incliné à terrain sec, laisse écouler au dehors de son enceinte les eaux quotidiennes de la saison d'été. Le sol sur lequel repose la ville de Puebla n'a donc rien d'humide, et l'atmosphère contient si peu de vapeur d'eau que tout se dessèche pour lui en fournir. Rien ne pourrit sur le sol, tout se momifie. Comment expliquer ici l'influence palustre ? Mexico devrait donc, pour démontrer l'heureuse influence des marais, présenter moins de phthisiques que Puebla ; et c'est le contraire qui a lieu.

Pour nous, nous sommes convaincus, que loin d'être favorable aux poumons, la désoxygénation de l'air doit leur être funeste, et que les miasmes paludéens doivent hâter la formation des tubercules. Placées sur un plateau élevé au-dessus des mers, ces deux villes, qui offrent infiniment moins de fièvres que les terres chaudes, sont aussi moins sujettes au terrible fléau de la phthisie. Leur position, l'air pur qu'on respire, la température douce et égale de ces contrées, expliquent suffisamment la rareté relative de ces deux maladies.

M. le docteur Adrien Bérenguier (1), nous dit qu'il n'admet pas l'antagonisme établi par Boudin qui a pris, selon lui, pour un fait de répulsion réciproque ce qui en réalité n'est qu'une impossibilité morbide. Ce qui n'empêche pas que M. Bérenguier ne soit complétement d'accord avec Boudin quand il conclut : « Nul ne contestera que la fièvre intermittente et la phthisie pulmonaire ne puissent se montrer silmultanément dans un même pays, il s'agit seulement de savoir si la fonte tuberculeuse est favorisée ou empêchée par la cachexie que produisent les fièvres d'accès. La question ainsi posée ne peut être jugée que par l'appréciation pratique des méde-

(1) *Traité des fièvres intermittentes et rémittentes*, etc. Paris, 1865.

cins, qui exercent dans les localités où règnent endémiquement les fièvres intermittentes. Que l'on demande à ces praticiens, s'ils ont vu la phthisie se développer chez ces hommes dévastés par la fièvre tellurique, dont la face est bouffie, le teint décoloré, le ventre tuméfié etc. Ils répondront tous par la négative. »

Il nous semble qu'il est peu scientifique d'avancer dans un travail aussi consciencieux que celui que nous examinons : « Que l'on demande à ces praticiens si..., etc, ils répondront :, » Il aurait fallu interroger, et non prévoir les demandes et les réponses. Alors nous aurions pu juger les faits. Nous avons exécuté ce qu'aurait dû faire M. Bérenguier et nous verrons que les réponses des médecins, qui exercent dans des pays marécageux, sont loin d'être celles prévues par notre confrère; et, quoiqu'il en dise, la nature *veut* quelquefois que plusieurs organes soient atteints simultanément, et son impossibilité pathologique se réduit à un simple antagonisme.

Nous nous contenterons pour refuter cette opinion et pour combattre celle de Boudin, de citer ici l'opinion de quelques médecins qui habitent des contrées marécageuses.

M. Bateman, médecin de l'hôpital de Nordwich, n'ayant pas eu l'occasion d'observer la fièvre intermittente dans son pays, nous envoie comme renseignement une lettre du docteur Cotton, médecin en chef de l'hôpital spécial pour les maladies des poumons, à Londres, la voici :

« Je suis d'avis qu'il n'y a aucun antagonisme spécial entre la phthisie et la fièvre intermittente. L'antagonisme qui existe entre ces deux maladies n'est pas plus fort que celui qu'on observe entre la phthisie et toute autre maladie. Je crois que comme règle générale (avec des exceptions bien entendu) deux états morbides de nature différente ne peuvent pas coexister. Ainsi les maladies cutanées, le rhumatisme ne se rencontrent pas souvent chez les phthisiques. C'est sur ce principe, que la grossesse arrête ordinairement le progrès de la phthisie.

« Je suis d'avis que, si un phthisique avait la fièvre intermittente, il y aurait probablement un arrêt temporaire de la phthisie, quoique à la fin, comme la fièvre intermittente laisserait une condition de basse vitalité, la phthisie avancerait plus tard avec une rapidité plus grande qu'auparavant. »

Comme nous le voyons, le docteur Cotton, de Londres, admet l'antagonisme en général entre certaines maladies; mais rejette l'antagonisme de Boudin.

Malgré les faits nombreux, où nous avons vu ces deux maladies marcher de front; nous reconnaitrons que souvent un arrêt temporaire pourra se produire dans la marche de la phthisie si la fièvre intermittente survient, comme le prétend le médecin en chef de l'hôpital de la Consomption de Londres, dont l'autorité considérable en pareille matière peut inspirer la confiance; mais de là à l'immunité de Boudin, il y a loin.

M. Chartier, médecin principal de l'hôpital de Valenciennes, tout en combattant l'opinion de Boudin, n'admet pas cet arrêt temporaire que la fièvre intermittente fait subir à la phthisie. Il est vrai qu'il a observé dans les pays chauds, où la marche de la phthisie est beaucoup plus rapide.

« Dans toutes les localités de la province d'Oran que j'ai habitées, dit-il, je n'ai jamais vu qu'un phthisique fût pour celà exempt de l'empoisonnement paludéen. J'ai même souvenance, d'avoir porté mon attention, sur l'action du sulfate de quinine administré à des tuberculeux pour périodicité des accès fébriles, et mes notes relatent que la marche de la tuberculose n'en a été en rien modifiée ; point de temps d'arrêt dans l'évolution, point de symptômes hâtifs ; et cependant, cette affection suivant son cours, le sulfate de quinine faisait céder la fièvre, qui plus communément adoptait le type tierce et quelquefois quotidien. Je ne vous parle pas seulement de l'élément militaire, puisque le médecin en Afrique donne ses soins à toute la population, et maintenant les excès joints à la misère engendrent la tuberculose, ou favorise son évolution même parmi les indigènes.

« Enfin, Valenciennes est le pays d'élection de la scrofule, de la tuberculose, et, grâce à Vauban, nous avons de fréquents accès de fièvres intermittentes. Nos troupiers payent à ces deux dernières maladies le plus large tribut, et la fièvre intermittente, malgré la défense expresse de très-doctes docteurs, a l'outrecuidance de ne pas respecter les phthisiques. »

M. Burdel de Vierzon est encore plus catégorique. « Je me mets volontiers à votre disposition, nous écrit-il, pour tout ce dont vous pourrez avoir besoin pour votre travail. Si vous pouviez venir passer quelques jours à Vierzon, je vous mettrais à même de voir que la fièvre intermittente est loin d'être l'antagoniste de la phthisie, car ici, nous avons dans ce moment une quantité énorme de phthisiques et de malades atteints de fièvre intermittente de tous les types et de tous les degrés. »

M. P..., médecin en chef de l'hôpital de Choquan (Cochinchine) nous écrit que, pour lui, ce prétendu antagonisme se réduit à une simple question de géographie médicale, et il appuie son opinion sur la concomitance fréquente des deux affections et sur leur coexistence dans les mêmes localités. Si la fièvre paludéenne est de tous les pays, comme l'avance

M. Boudin lui-même, on peut en dire autant de la phthisie. Les conditions climatériques, dans chaque contrée, nous dit-il, décident seules de son plus ou moins de fréquence.

Virchow (1), après avoir longuement examiné cette question, conclut que s'il existe quelques contrées où les tubercules ne se rencontrent point avec les fièvres intermittentes, il en est beaucoup d'autres où les deux affections coexistent sans se modifier réciproquement, et finalement il repousse la théorie de cet antagonisme.

Nous citerons encore une opinion qui combat, même en Algérie, la théorie de Boudin. M. Collin (2) affirme que non-seulement la phthisie dans nos localités algériennes est plus commune qu'on ne le suppose; mais encore qu'elle ne préserve nullement des fièvres paludéennes les victimes qu'elle a choisies.

(1) *Arch. fur pathologische anatomie*, t. II, p. 170. Berlin, 1848.
(2) *Mém. de méd. milit.*, 2e série, 4e vol., p. 102.

CHAPITRE IV.

Dans cette partie de notre travail, nous allons nous efforcer d'établir par des faits, que les conditions créées dans l'organisme par la fièvre intermittente ne sont pas exclusives de la phthisie ; de même que cette dernière maladie ne donne aucune immunité à l'organisme contre l'invasion de la fièvre intermittente. Nous verrons, en effet, dans les observations suivantes, la phthisie se développer chez des fiévreux, et la fièvre survenir chez des phthisiques, sans qu'aucune de ces maladies soit modifiée sensiblement par l'autre.

OBSERVATIONS.

I. Pinet (Charles), âgé de 29 ans, employé aux écritures, entre le 5 septembre 1871 à l'hôpital de la Pitié, salle Sainte-Marthe, n° 51

Cet homme maigre, défait, tousse très-souvent; il y a trois ans, nous dit-il, qu'il a eu une bronchite et, depuis cette époque, il a toujours toussé un peu; il n'en a jamais été bien guéri, selon son expression.

Il nous raconte qu'il y a six mois, il est revenu d'Italie après avoir séjourné deux ans à Rome. Là, dans les derniers temps de son séjour, il a eu plusieurs accès de fièvre intermittente très-tenaces, et qui n'ont pu être guéris qu'en France par le sulfate de quinine, à la dose d'un gramme par jour.

Pendant ces accès de fièvre, il toussait comme d'habitude;

il prenait beaucoup de précautions pour ne pas s'enrhumer davantage.

Depuis six mois qu'il est revenu à Paris il n'a pas eu de nouvel accès de fièvre, mais il a continué à tousser; la nuit, sueurs profuses, amaigrissement continu.

Un examen minutieux nous permet de constater de la matité au sommet du poumon droit; la sonorité est bonne dans tout le reste de ce poumon. A l'auscultation, nous percevons, au sommet gauche, un souffle bronchique intense, des râles humides nombreux, et par moments du gargouillement dans la fosse sous-épineuse.

Les quatre observations suivantes nous ont été envoyées par M. Condamine, vétérinaire directeur des Haras à Saïgon. Le médecin major de l'hôpital indigène de Choquan a bien voulu les lui communiquer. Nous les transcrivons :

II. 1° S. de K., lieutenant d'infanterie de marine, phthisique au 2e degré, avait aussi de fréquents accès de fièvre intermittente. En 1864 je fus appelé à lui donner mes soins pour cette dernière affection. Au commencement de l'année suivante il succombait à la phthisie pulmonaire.

III. 2° M. X..., apprenti marin, avait contracté la fièvre intermittente dans les forêts de Poulo-Condore, où il dirigeait les travaux des forçats bûcherons. En 1866, il entrait à l'hôpital avec un accès pernicieux adynamique. Cet accès le mit dans un état pitoyable voisin de la cachexie. Quinze jours après, la phthisie faisait son apparition et prenait une marche galopante qui m'obligea à le rapatrier précipitamment.

IV. 3° L...., aide-médecin auxiliaire, était phthisique au 1er degré. Il eut plusieurs accès de fièvre intermittente, en

1867; alors qu'il servait sous mes ordres. Il contracta la vérole, et je le laissai en Cochinchine avec une magnifique syphilis tuberculeuse. En 1868, il venait mourir de phthisie à l'hôpital de Toulon.

V. 4° En 1871, j'ai traité, à l'hôpital de Saïgon (salle 9), bon nombre de créoles de Bourbon, engagés pour la durée de la guerre. La plupart de ces gens là avaient apporté le germe de la phthisie, ce qui ne les empêcha pas de contracter rapidement la fièvre paludéenne. Je les soignai pour les deux affections ; beaucoup succombèrent à la phthisie.

L'observation suivante, que nous empruntons à Bufalini vient encore combattre la loi d'antagonisme.

VI. Angiolo Sarchi, âgé de 18 ans, demeurant depuis longtemps à Grossetto et y séjournant même pendant la saison d'été eut plusieurs fois la fièvre intermittente. Il commença ensuite a être affecté d'une douleur vers le foie; puis survint de la toux et une faim presque vorace. A la toux se joignit de l'oppression et au bout de quatre mois, l'émaciation et une fièvre revenant chaque soir. Admis, après quelques mois, dans le service de M. Bufalini, celui-ci diagnostiqua une caverne dans la partie antérieure et supérieure du poumon droit. Le malade succomba après un court séjour à l'hôpital.

L'autopsie démontra l'existence de trois cavernes dans le poumon droit. Dans la cavité abdominale on trouva le foie assez volumineux pour occuper toute la partie antérieure du ventre jusqu'au dessous de l'ombilic, et la rate tellement hypertrophiée qu'elle atteignait le pubis. On calcula que le poids de ces deux viscères réunis dépassait 20 livres (1).

(1) *Gaz. méd. de Paris*, p. 913, 1847.

VII. M. Gasp. Roux qu'on ne peut accuser de parti pris pour ou contre la théorie de Boudin puisqu'elle n'existait pas en 1828, nous fournit encore une preuve de l'erreur dans laquelle est tombé cet auteur. Chez un soldat, mort à la suite d'une fièvre intermittente très-rebelle, on a trouvé à l'autopsie, dit le médecin en chef de l'armée française en Grèce, « le parenchyme pulmonaire rempli de tubercules très-gros dont plusieurs étaient en suppuration. Dans le lobe supérieur existait une vomique très-grosse. Il y avait aussi quelques tubercules crus dans le poumon droit, dont le parenchyme était rouge et gorgé de sang (1). »

Ces résultats obtenus à l'aide de l'anatomie pathologique ne permettent-ils pas d'affirmer la concomitance de ces deux affections dans le même organisme ; et dans ce cas l'on peut se convaincre que la marche de la phthisie n'a été retardée en rien par la fièvre intermittente.

M. le docteur Chartier, médecin principal de l'Hôpital militaire de Valenciennes, nous a communiqué les deux observations suivantes :

VIII. 1° L..., soldat au 81e de ligne, entre à l'hôpital d'Ain Temouchent, le 11 août 1860, atteint d'un accès pernicieux suivi de mort. L'autopsie revèle la présence de tubercules miliaires dans les deux poumons.

IX. 2° Au camp de Châlons, un soldat du 76e de ligne entre à l'ambulance de gauche au mois de septembre 1869, pour fièvre tierce. Je constate l'existence de tubercules ramollis au sommet droit. Ce militaire sort de l'ambulance guéri de sa fièvre et est renvoyé dans ses foyers pour tubercules.

(1) *Histoire médicale de l'armée française en Morée pendant la campagne de* 1828. Paris, 1829.

X. Le nommé Berger (François), âgé de 32 ans, émouleur, né dans le canton de Vic (Cantal), entre à l'hôpital de la Pitié, dans le service du docteur Gallard, le 10 octobre 1871. Cet homme présente au sommet du poumon droit une caverne en avant, gargouillement et respiration amphorique, matité au sommet gauche. Il nous dit qu'il a craché du sang il y a environ un an, il a des sueurs nocturnes, il a maigri considérablement, il a les ongles hypocratiques.

Ce malade, mobile de l'armée de la Loire, revient de Bordeaux, où il a été pris de fièvre intermittente contractée dans les Charentes au dire de son médecin, qui, pour la lui couper, lui a administré pendant trois jours un gramme de sulfate de quinine par jour. Après quinze jours passés à l'hôpital, ce malade est renvoyé à Vincennes. Nous n'en n'avons plus eu de nouvelles.

Par les observations qui précèdent, nous voyons que la fièvre intermittente n'a conféré à l'organisme aucune immunité contre la phthisie pulmonaire; pas plus que cette dernière n'a exempté ceux qui en étaient atteints de la fièvre intermittente.

Il résulte des observations que nous venons de transcrire que, chez l'individu, l'antagonisme de Boudin n'existe pas.

Quant aux quatre observations que Boudin a rapportées dans son livre, où, raconte M. Pacoud, quatre phthisiques ont été guéris par les émanations marécageuses du Morvan, il ne faut y voir qu'une simple coïncidence de guérison, pour ne pas révoquer en doute les lésions pulmonaires admises par ce médecin.

CHAPITRE V.

Avant de terminer ce travail, nous croyons devoir indiquer les contrées où la phthisie pulmonaire est rare; nous ne parlerons pas de la fièvre palustre; car il est facile de comprendre que, toutes les fois que l'on aura un pays sec, sans marais ni flaques d'eau, ou un pays trop froid où l'évaporation ne pourra pas se faire, on n'aura pas de fièvres paludéennes. Ainsi, en Ecosse, dans les Hébrides, les Orcades, les îles Shetland, les Feroë, l'Islande, le nord de la Suède et de la Norwège, sans parler des pays polaires, on ne rencontrera presque pas de fièvres intermittentes. Mais il est plus difficile d'assigner un pays à la phthisie pulmonaire. Les opinions les plus diverses ont été émises sur cette question. Les pays du nord ont, tout d'abord, été accusés de faire naître plus facilement la phthisie que les pays chauds. L'observation médicale n'a pas complétement démontré cette hypothèse, elle a constaté seulement que des deux côtés, dans les pays chauds et dans les pays froids on trouvait des contrées fortunées où la phthisie était relativement très-rare.

Ainsi les steppes de Kirgis près d'Orenbourg, dans l'empire Russe, sont complétement exempts de la phthisie; de même que les îles Feroë, l'Islande, la partie septentrionale de la Norwège; où au dire de M. Martins (1), la phthisie n'existe pas. « Je ne

(1) *Revue médicale*. Paris, 1847.

me rappelle pas, dit-il, avoir vu un seul phthisique dans le Finmarck, et tous les médecins de la Scandinavie sont d'accord pour affirmer que cette maladie devient d'autant moins commune qu'on s'avance vers le nord. »

Fuchs (1) affirme que la phthisie est très-rare aussi dans les montagnes du Harz, dans celles de la Thuringe, dans la Forêt-Noire et, en général, dans les localités situées à plus de 1,800 pieds au-dessus du niveau de la mer.

En Algérie, nous avons vu que la tuberculisation est excessivement rare ; que l'Egypte et la Palestine, Madère, les Canaries, le Cap, les îles Saint-Antoine, Saint-Nicolas jouissent de la même immunité.

A quoi faut-il attribuer cette rareté de la phthisie dans ces pays si différents, situés dans toutes les latitudes?

Nous ne pouvons dire au climat, car elle peut être aussi rare ou aussi fréquente, dans les climats froids que dans les climats tempérés et dans les climats torrides, ainsi que nous venons de le prouver par des faits et des observations cliniques sérieusement recueillis.

Et cependant, il faut reconnaître que, dans toutes ces modifications, le climat joue le plus grand rôle : car, si dans la zone tempérée la phthisie suit sa marche régulière, dans la zone torride, elle est galopante; dans certains climats, elle acquiert de la gravité, dans d'autres de la bénignité.

Il nous faudra donc considérer, pour expliquer cette rareté de la phthisie dans certaines contrées plusieurs causes concomitantes, telles que l'altitude, l'humidité ou la sécheresse de l'atmosphère associées au froid ou à la chaleur, et enfin aux

(1) *Médic. géograph.*, 1853.

changements brusques de température. Les éléments hygrométriques et thermométriques doivent, dans la production de la phthisie, jouer le rôle principal.

Nous avons remarqué, que les pays humides et froids, où l'air ne circulait pas, étaient féconds en phthisie, et que les pays froids, où l'air était sec et constamment agité, en présentaient moins. Et si, avec la plupart des auteurs, nous admettons que les variations extrêmes, fréquentes et subites dans les états thermométriques et hygrométriques de l'air sont des causes puissantes des maladies pulmonaires; nous nous expliquerons comment certaines plages méridionales, intertropicales même, exposées à ces brusques variations de température, présentent autant de phthisiques que certains climats tempérés, où ces variations sont moins prononcées.

L'humidité doit jouer un grand rôle dans la production de la phthisie, selon M. Fourcault médecin distingué (1), qui, dans un mémoire, sur les causes générales de la phthisie tuberculeuse, a essayé, par de nombreuses expériences sur les animaux, de donner l'explication de la fréquence de la phthisie dans les lieux humides. « Toutes les fois, dit-il, que la transpiration cutanée sera à son minimum d'activité et à son maximum d'humidité, nous aurons de grandes chances de voir apparaître la phthisie et le cortége des maladies chroniques. »

M. le docteur Rochard (2) prétend que l'air trop peu dense est une cause de phthisie. « Si l'air, dit-il, a partout la même composition, il n'a pas partout la même densité. Lorsqu'une haute chaleur le raréfie, il renferme sous un même volume, moins d'oxygène que lorsqu'il est condensé par le froid. Or, il

(1) *Bull. de l'Acad. de méd.*, 1844.
(2) *Mémoire à l'Académie*, 1855, p. 47.

faut que l'hématose s'accomplisse sous toutes les latitudes, et que, dans un temps donné, le sang absorbe une quantité déterminée d'oxygène. La capacité de la poitrine n'augmente pas avec l'élévation de la température, et, si l'air est plus rare, il faudra qu'il en passe une plus grande quantité par les poumons dans le même laps de temps. L'activité des phénomènes mécaniques de la respiration devra donc s'accroître en proportion de la chaleur, et ce résultat ne pourra s'obtenir sans fatigue pour les organes qui en sont le siége. L'air ainsi raréfié est, pour le poumon tuberculeux, ce qu'est pour un estomac délicat, un aliment peu riche en principes nutritifs. Il faut, dans les deux cas, en consommer une plus grande quantité pour atteindre le même but, et imposer un surcroît de travail à des appareils qu'il est si important de ménager. »

M. Dutroulau dans son ouvrage si intéressant sur les maladies des Européens dans les pays chauds, croit aussi que l'air raréfié, ou l'air désoxygéné est nuisible aux phthisiques. « C'est, dit-il, par l'élévation constante et exagérée de tous ses éléments et par son peu de variabilité, que s'explique ici encore l'influence de la météorologie, à part les causes hygiéniques et locales qui ont aussi leur importance. La chaleur, aidée d'une pression presque invariable, d'une humidité et d'une tension électrique toujours prononcée de l'atmosphère, a pour effet de raréfier l'air et de causer le sentiment d'étouffement qui résulte des efforts de respiration nécessaire pour compenser, par la quantité la moindre oxygénation de l'air inspiré : efforts qui n'aboutissent qu'à une hématose imparfaite, à la fatigue des agents mécaniques de la fonction, et à l'excitation continuelle du tissu pulmonaire par un air brûlant, c'est-à-dire à la débilitation organique et à l'activité morbide. »

Nous nous rangeons à l'avis de ces derniers auteurs ; car nous ne pouvons admettre que l'air raréfié soit favorable aux poumons: si nous avons reconnu que l'air des montagnes était pour beaucoup dans la bonne santé des montagnards, nous reconnaissons aussi que trop froid et trop raréfié, il devient nuisible à la santé. Les religieux du mont Saint-Bernard en sont la preuve ; car si ces hommes courageux restent longtemps dans leur couvent, leur santé se détériore et leurs organes respiratoires se fatiguent et s'altèrent à la longue. Mais du sommet du Saint-Bernard, aux sommets des montagnes d'Auvergne, aux plateaux de l'Amérique méridionale, il y a une grande différence. Sur le premier l'air raréfié, le froid et l'humidité semblent se réunir pour détruire les constitutions les plus robustes. Sur les autres, l'air pur, vif et sec des montagnes, dilate agréablement les poumons, et les repose de l'air impur et humide des villes ou des vallées. Mais nous ne pouvons admettre comme M. Jourdanet, que le bien-être, produit par les hauteurs sur des poumons malades, soit dû à la raréfaction de l'air. Et si les plateaux de l'Amérique méridionale sont favorables aux phthisiques, ils le doivent à la température égale qui y règne, aux faibles variations de l'atmosphère, à la pureté de l'air qu'aucun miasme ne peut souiller longtemps, puisqu'à chaque instant les vents renouvellent l'atmosphère.

Pour nous, ce travail nous permet de formuler les conclusions suivantes :

1° La phthisie pulmonaire sera fréquente partout où il y aura une agglomération d'habitants, dans les villes manufacturières, les camps, que le sol soit marécageux ou aride, ou sec.

2° Elle sera rare dans les pays marécageux ou secs s'ils ne

sont pas suffisamment peuplés ; exemple : les maremnes de Toscane, la Bresse, la Sologne, l'île de Sardaigne, la Corse, la Sicile.

3° Si, en desséchant un sol marécageux, on voit souvent la fièvre intermittente disparaître pour faire place à la phthisie, il faudra chercher les causes du développement de cette maladie, non dans la disparition de la fièvre ; mais dans le changement de l'hygiène des habitants.

Le terrain assaini, les rapports de la population vont changer ; des étrangers vont s'y établir ; le commerce, l'industrie chercheront des refuges dans des constructions fermées ; en un mot, tout le mauvais côté de la civilisation introduira la phthisie, et c'est ainsi qu'apparaîtra le moment étiologique de cette maladie, dont la source ne doit être cherchée que dans le changement de l'hygiène familiale et sociale du pays.

www.ingramcontent.com/pod-product-compliance
Ingram Content Group UK Ltd.
Pitfield, Milton Keynes, MK11 3LW, UK
UKHW021008220726
13924UKWH00002B/926

9 782016 162224